BEI GRIN MACHT SICH IHR WISSEN BEZAHLT

- Wir veröffentlichen Ihre Hausarbeit, Bachelor- und Masterarbeit

- Ihr eigenes eBook und Buch - weltweit in allen wichtigen Shops

- Verdienen Sie an jedem Verkauf

Jetzt bei www.GRIN.com hochladen und kostenlos publizieren

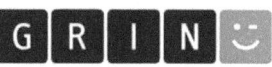

Thomas Lekscha

Fachbegriffe aus der elektromedizinischen Messtechnik zur unterstützenden Ausbildung von Studierenden der Medizintechnik

Kommentierte Zusammenstellung

GRIN Verlag

Bibliografische Information der Deutschen Nationalbibliothek:

Die Deutsche Bibliothek verzeichnet diese Publikation in der Deutschen National-
bibliografie; detaillierte bibliografische Daten sind im Internet über http://dnb.d-
nb.de/ abrufbar.

Impressum:

Copyright © 2014 GRIN Verlag GmbH
Druck und Bindung: Books on Demand GmbH, Norderstedt Germany
ISBN: 978-3-656-54281-0

Dieses Buch bei GRIN:

http://www.grin.com/de/e-book/263635/fachbegriffe-aus-der-elektromedizinischen-
messtechnik-zur-unterstuetzenden

GRIN - Your knowledge has value

Der GRIN Verlag publiziert seit 1998 wissenschaftliche Arbeiten von Studenten, Hochschullehrern und anderen Akademikern als eBook und gedrucktes Buch. Die Verlagswebsite www.grin.com ist die ideale Plattform zur Veröffentlichung von Hausarbeiten, Abschlussarbeiten, wissenschaftlichen Aufsätzen, Dissertationen und Fachbüchern.

Besuchen Sie uns im Internet:

http://www.grin.com/

http://www.facebook.com/grincom

http://www.twitter.com/grin_com

Kommentierte Zusammenstellung von Fachbegriffen aus der
elektromedizinischen Messtechnik zur unterstützenden
Ausbildung von Studierenden der Medizintechnik

Edition 2014

Thomas Lekscha

INHALT

EINLEITUNG

Zur Durchführung von elektrischen Sicherheitsmessungen an medizin-technischen Geräten, ist die Kenntnis von Fachbegriffen aus diversen Norm-schriften erforderlich. Die Erfahrung zeigt, dass Studierende der Medizintechnik oft Probleme bei der Zuordnung und Interpretation der fachspezifischen Begriffe haben. Auch wegen der aktuellen Änderungen von relevanten medizintechnischen Normen, kann eine Zusammenstellung von erforderlichen Fachbegriffen hilf-reich sein. Die nachfolgenden Ausführungen sollen die aktuellsten und wich-tigsten messtechnischen Begriffe in verständlicher, nicht normsprachlicher, Weise erläutern. Sie erheben nicht den Anspruch auf Vollständigkeit.

Die Grundlagen für die elektrischen Sicherheitsmessungen an medizin-technischen Geräten bilden unter anderem das Medizinprodukte- Gesetz (MPG) und die daraus resultierende Medizinprodukte- Betreiberverordnung (MPBetreibV).

Diese Verordnung fordert in folgenden Paragraphen, direkt und/oder indirekt, die Durchführung von elektrischen Sicherheitsmessungen bzw. Instandhaltungs- und Wartungsarbeiten:

- MPBetreibV §2, Absatz 8 [1]
  (Vorschriften zur wiederkehrenden Prüfung, Unfallverhütungsvorschrift, Sicherheitstechnische Kontrollen)
- MPBetreibV §4, Absatz 4 [1]
  (Wartung und Instandsetzung)
- MPBetreibV §6, Absatz 1 und 3 [1]
  (Sicherheitstechnische Kontrollen, anerkannte Regeln der Technik, Fristen, Prüfprotokoll)
- MPBetreibV §7, Absatz 4 [1]
  (Prüfprotokoll mit Ergebnissen, Prüfer).

Die genannten Paragraphen verpflichten den Betreiber von medizintech-nischen Geräten, regelmäßig und fristgerecht, elektrische Sicherheits-messungen bzw. Funktionsprüfungen von Fachkräften durchführen zu lassen.

1

NORMEN

Die folgenden Normen sind Normen, die sich vorrangig mit der elektrischen Sicherheit von medizintechnischen Geräten befassen. Die angrenzenden Normen, für die allgemeine elektrische Sicherheit von Geräten und Anlagen, sollen hier nicht weiter betrachtet und interpretiert werden.

Aktuelle Normen für die elektrische Sicherheit von medizintechnischen Geräten sind:

- DIN EN 60601-1, aktuelle Version Mai 2013 [2]

  Diese Norm beschreibt die allgemeine Festlegung für die elektrische Sicherheit von medizintechnischen Geräten, einschließlich der wesentlichen Leistungsmerkmale. Diese Norm kann als die „Grundnorm" für elektrische medizintechnische Geräte betrachtet werden. Sie gibt Hilfestellung bei der Entwicklung, der Herstellung und der Überprüfung von medizintechnischen Geräten. Einige der nachfolgenden Begriffe und Erklärungen finden ihre Grundlage in dieser Norm.

- DIN EN 62353, aktuelle Version Juli 2012 [3]

  Diese Norm beschreibt die Prüfung der elektrischen Sicherheit von medizintechnischen Geräten nach einer Instandsetzung bzw. Reparatur. Weiterhin sind die regelmäßigen, wiederkehrenden elektrischen Sicherheitsmessungen beim Betrieb eines medizintechnischen Gerätes beschrieben. Die Messverfahren, die Vorgehensweisen und die einzuhaltenden elektrischen Parameter bzw. Grenzwerte, sind in dieser Norm zu finden. Einige der nachfolgenden Begriffe und Erklärungen finden ihre Grundlage in dieser Norm.

An dieser Stelle sei auch die DIN VDE 0701-0702 [4], aktuelle Ausgabe Juni 2008, erwähnt. Diese Norm beschäftigt sich allgemein mit der Prüfung von elektrischen Geräten nach Instandsetzung und Wiederholungsprüfungen. Sie gilt jedoch nicht explizit für medizintechnische Geräte und wird somit nicht weiter interpretiert.

BEGRIFFE UND ERKLÄRUNGEN

Da die meisten elektrotechnischen (Sicherheits)Messungen in der Medizintechnik an „aktiven Medizinprodukten" durchgeführt werden, und dieser Begriff eine wesentliche Gruppierung von spezifischen Medizinprodukten beschreibt, sei der Begriff des „aktiven Medizinproduktes" näher erklärt.

- **Ein aktives Medizinprodukt**
  ist ein strombetriebenes Gerät, welches in der Medizin eingesetzt wird. Die Energiequelle des Gerätes kann eine Netzspannung (z.B.: 230V~/400V~) sein, sie kann aber auch durch Batterien oder Akkumulatoren (z.b.: 9V=/12V=) gewährleistet werden. Apparate, Medizinprodukte, die durch menschliche Muskelkraft und/oder durch Schwerkraft betrieben werden, sind <u>keine</u> aktiven Medizinprodukte. Bei aktiven Medizinprodukten, spielt die Spezifikation der Betriebs-Energiequelle daher eine entscheidende Rolle.
  Beim aktiven Medizinprodukt, wird die Eingangsenergie (zum Betrieb des Gerätes) umgewandelt in eine Ausgangsenergie (zur therapeutischen oder diagnostischen Anwendung am Patienten). Ein typisches Beispiel für ein aktives Medizinprodukt ist ein Reizstromgerät. Beim Reizstromgerät wird die Versorgungsspannung, in der Regel 230V~, elektronisch in unterschiedliche Stromarten (Gleich- und/oder Wechselstrom) und Stromformen umgewandelt, die dann über ein Patientenkabel und Elektroden zum Patienten geführt werden und dort therapeutische Effekte bewirken können.
  Aktive Medizinprodukte können zusätzlich in Untergruppen, wie „implantierbare aktive Medizinprodukte" und „nicht implantierbare aktive Medizinprodukte" unterteilt werden.

Produkt	Medizinprodukt?	Aktives Medizinprodukt?	Betriebs-Energiequelle
Spritzenpumpe	Ja	Ja	230V~ und/oder Akkumulator
Spritze	Ja	Nein	Menschliche Muskelkraft
Schwerkraftinfusion	Ja	Nein	Schwerkraft
Reizstromgerät	Ja	Ja	230V~ und/oder Akkumulator
Defibrillator	Ja	Ja	230V~ und/oder Akkumulator
Herzschrittmacher *	Ja	Ja	Batterie
Verbandschere	Ja	Nein	Menschliche Muskelkraft

Tabelle 1
Beispiele von aktiven (implantierbaren*) und nicht aktiven Medizinprodukten

3

BEGRIFFE UND ERKLÄRUNGEN

Weitere Bezeichnungen bzw. Erklärungen sind für das Verständnis und für die fehlerfreie Durchführung von elektrischen Sicherheitsprüfungen an medizintechnischen Geräten zwingend erforderlich:

- **Die Schutzklasse 1**

  Die Schutzklasse 1 sagt aus, dass für den Schutz vor gefährlichen Körperströmen, einem „elektrischen Schlag", eine Verbindung aller elektrisch leitfähigen und berührbaren Geräteteile zur Erde hergestellt sein muss. Diese Verbindung bewirkt, dass die Gehäuseteile einen spannungsfreien Zustand gegen Erde haben. Dieser Schutz wird automatisch durch das Einstecken eines Schutzkontaktsteckers in die Schutzkontaktsteckdose (Spannungsversorgung) hergestellt. Es muss allerdings gewährleistet sein, dass alle elektrisch leitfähigen Geräteteile durch einen Schutzleiter (grün/ gelb) miteinander verbunden sind. Diese Verbindungen werden im Gerät durch Schutzleiterkabel und Schutzleiterkontakte (Schraub- Steckverbindungen), an den einzelnen berührbaren elektrisch leitfähigen Bauteilen, realisiert. Diese Verbindungen sollten theoretisch widerstandslos (gegen null Ohm) aufgebaut werden. Nach einer Reparatur bzw. Öffnung eines Gerätes ist darauf zu achten, dass alle Schutzleiterverbindungen wieder hergestellt werden.

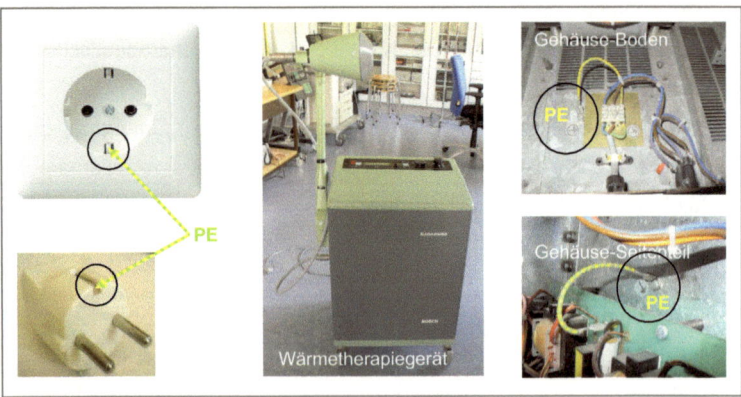

Bild 1
Das Bild zeigt eine Schutzkontaktsteckdose, einen Schutzkontaktstecker und die Realisierung der Schutzklasse 1, an einem medizintechnischen Hochfrequenz-Wärmetherapiegerät

BEGRIFFE UND ERKLÄRUNGEN

- **Die Schutzklasse 2**

  Die Schutzklasse 2 besagt, dass Geräte dieser Schutzklasse mit einer zusätzlichen Isolierung (zur schon vorhandenen Basisisolierung) ausgestattet sein müssen. Diese zusätzliche Isolierung soll bewirken, dass beim Versagen der Basisisolierung, kein Strom bzw. keine Spannung an die berührbaren Gehäuseteile gelangt. Dieses wird durch eine zusätzliche, doppelte Isolierung der spannungs- und stromführenden Baugruppen des Gerätes erfüllt. Häufig sind bei Geräten der Schutzklasse 2 die berührbaren Gehäuseteile komplett aus elektrisch nicht leitenden Kunststoffen gefertigt. An Geräte der Schutzklasse 2 wird kein Schutzleiter (grün/gelb) bzw. eine Erdverbindung angeschlossen.

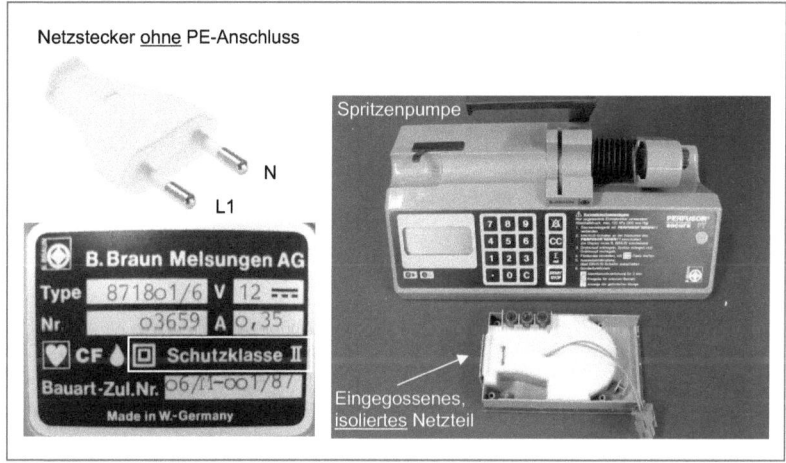

Bild 2
Das Bild zeigt einen Netzstecker (230V~) der Schutzklasse 2 und eine Spritzenpumpe der Schutzklasse 2 mit dem dazugehörigen Typenschild

Weitere Informationen zur Einteilung und Anwendung der Schutzklassen sind in den Normen DIN EN 61140 [5], aktuelle Version August 2014 und DIN EN 50274 [6], aktuelle Version November 2009, dargestellt. Die Normen beschreiben den Schutz von Anlagen und Betriebsmitteln gegen den elektrischen Schlag bzw. den Schutz vor unbeabsichtigter Berührung von gefährlichen aktiven Teilen.

BEGRIFFE UND ERKLÄRUNGEN

- **Die Schutzklasse 3**

  Die Schutzklasse 3 besagt, dass Geräte dieser Schutzklasse mit einer sogenannten Schutzkleinspannung (SELV = Safety Extra Low Voltage) betrieben werden. Die Schutzkleinspannung beträgt maximal 50V Wechselspannung (50 Hz) oder maximal 120V Gleichspannung. Bei den genannten Spannungswerten muss ein zusätzlicher Schutz gegen direktes Berühren durch Abdeckung, Umhüllung oder Isolierung, gegeben sein. Bei Spannungswerten von maximal 25V Wechselspannung (50 Hz) oder 60V Gleichspannung kann dieser zusätzliche Schutz entfallen. Ein Schutz gegen direktes Berühren ist dann nicht erforderlich. An Geräte der Schutzklasse 3 wird kein Schutzleiter (grün/gelb) bzw. eine Erdverbindung angeschlossen.

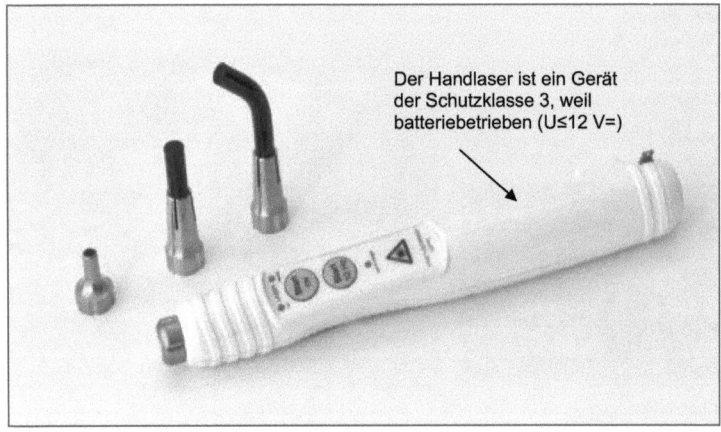

Der Handlaser ist ein Gerät der Schutzklasse 3, weil batteriebetrieben (U≤12 V=)

Bild 3
Das Bild zeigt einen medizinischen Handlaser aus der Dentalmedizin, mit der Zuordnung zur (elektrischen) Schutzklasse 3

Weitere Informationen zur Einteilung und Anwendung der Schutzklassen sind in den Normen DIN EN 61140 [5], aktuelle Version August 2014 und DIN EN 50274 [6], aktuelle Version November 2009, dargestellt. Die Normen beschreiben den Schutz von Anlagen und Betriebsmitteln gegen den elektrischen Schlag bzw. den Schutz vor unbeabsichtigter Berührung von gefährlichen aktiven Teilen.

BEGRIFFE UND ERKLÄRUNGEN

- **Anwendungsteil**

  Anwendungsteile eines medizintechnischen Gerätes sind die Teile, die mit dem zu untersuchenden oder zu behandelnden Patienten in Berührung kommen. Die Anwendungsteile dürfen dabei nur für ihren bestimmungs-gemäßen Gebrauch eingesetzt werden. Anwendungsteile sind Kabel und Elektroden, die an ein medizintechnisches Gerät angeschlossen werden um eine elektrisch leitende Verbindung zum Patienten herzustellen. Diese Verbindung kann zum Beispiel der Übertragung von Behandlungsströmen aber auch der Übertragung (Abnahme) von körpereigenen bioelektrischen Signalen vom Patienten zum medizintechnischen Gerät (EKG, EEG, usw.) dienen. Als Anwendungsteil kann hier die Einheit von Patientenleitung (geräteextern) und Signalverstärker (geräteintern) betrachtet werden.

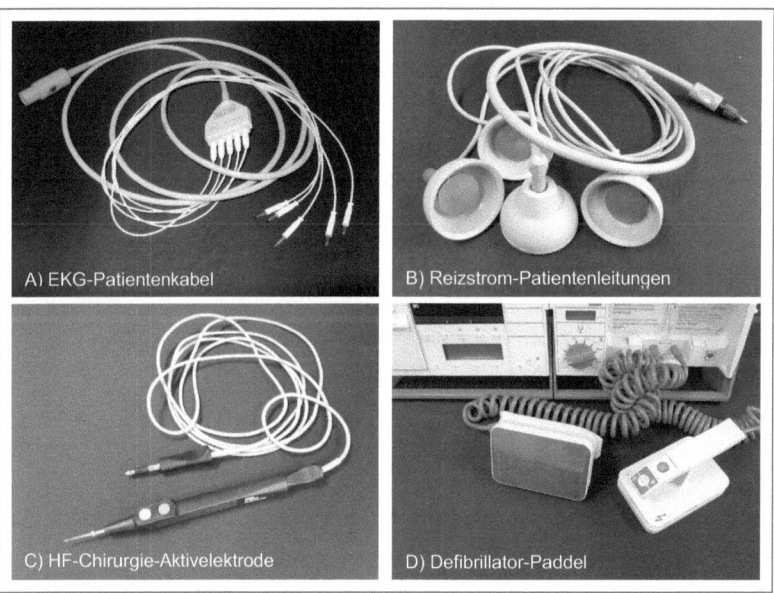

Bild 4
A) EKG-Patienten-Leitung zur Ableitung von bioelektrischen Signalen des menschlichen Körpers. B) Reizstromkabel und Saugelektroden eines Reizstromtherapiegerätes zur Übertragung von Stromimpulsen. C) Aktivelektrode eines HF-Chirurgie-Gerätes zur Übertragung von HF-Strömen beim Schneiden und Koagulieren. D) Defibrillationselektroden (Paddel) zur Übertragung der Defibrillationsenergie zum Patienten und zur Ableitung der EKG-Signale vom Patienten

BEGRIFFE UND ERKLÄRUNGEN

- **Ableitströme**

Ableitströme sind ungewollte Ströme, die in einem normalen, fehlerfreien Zustand eines Betriebsmittels bzw. medizintechnischen Gerätes fließen. Ableitströme sind daher streng gesehen keine Fehlerströme. Fehlerströme treten, laut Definition, nur in einem Fehlerfall (zum Beispiel defekte Isolierungen) auf. Ableitströme fließen über die intakte Isolierung von aktiven stromführenden Teilen zur Erde (Schutzleiter, Potentialausgleich) oder über die Isolierung von einem aktiven stromführenden Teil zum andern aktiven stromführenden Teil. Ableitströme sind also immer vorhanden, denn eine Isolierung, die zu 100 % isoliert, gibt es nicht. Ableitströme setzen sich aus ohmschen (R) und kapazitiven (C) Ableitströmen zusammen. Der kapazitive Ableitstrom entsteht zwangsläufig immer da, wo zwei elektrisch leitfähige Flächen oder Leiter durch eine Isolierung voneinander getrennt werden. Der ohmsche Ableitstrom wird durch die Verlustwiderstände der Isolationsmaterialien gebildet. Die ohmschen Anteile können in der Praxis, wegen ihrer geringen Größe, meist vernachlässigt werden. Der kapazitive Ableitstrom spielt jedoch eine wesentliche Rolle bei den elektrischen Sicherheitsmessungen von Betriebsmitteln bzw. medizintechnischen Apparaten. Gemessen wird aus praktischen und messtechnischen Gründen die Resultierende aus der Vektoraddition der kapazitiven und ohmschen Anteile, also I_{ARes}. Auf die Darstellung des induktiven Anteiles I_{Al} wurde, wegen der geringen Praxisrelevanz, verzichtet.

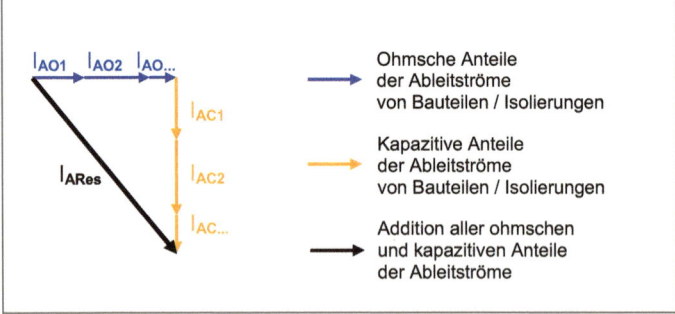

Bild 5
Darstellung der einzelnen relevanten Anteile eines Ableitstroms als Zeigerdiagramm

BEGRIFFE UND ERKLÄRUNGEN

- **Erdableitstrom**

Der Erdableitstrom ist der Strom, der vom Netzteil eines oder mehrerer Geräte (Gerätesystem) über oder durch die Isolierung zum Schutzleiter (PE) fließt. Da der Strom laut Definition zum Schutzleiter fließt, wird er auch nur an Geräten der Schutzklasse 1 (siehe Seite 4) gemessen.

Die Erdableitströme sind im Normalfall (funktionstüchtiger Schutzleiter-anschluss) für Bediener oder Dritte nicht spürbar bzw. durch Berührung des leitfähigen Gehäuses nicht gefährlich. Es ist dennoch wichtig, die Erdableitströme konstruktiv zu begrenzen und so gering wie möglich zu halten. Sollte die Schutzleiterverbindung in einem Fehlerfall unterbrochen werden, würde der Erdableitstrom nicht über diese abgeführt werden können. Der Erdableitstrom würde sich seinen Weg über die leitfähigen Gehäuseteile suchen und zum Berührungsstrom (siehe Seite 10) werden. Der Erdableitstrom wird nach DIN EN 60601-1 gemessen.

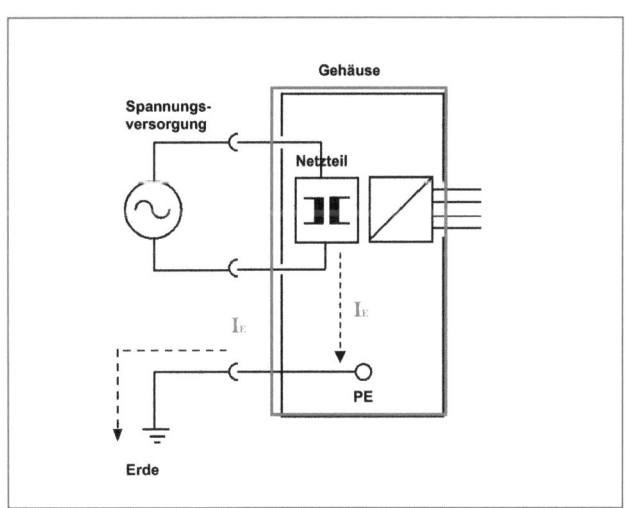

Bild 6
Darstellung des Erdableitstroms an/in einem medizintechnischen Gerät

BEGRIFFE UND ERKLÄRUNGEN

- **Berührungsstrom**

Auch der Berührungsstrom ist, genau wie die anderen Ableitströme, ein Strom, der von aktiven stromführenden Bauteilen oder Leitungen über die Isolierung abgeführt wird. Auch der Berührungsstrom fließt zur Erde ab, jedoch nicht über den Schutzleiter und nicht über Anwendungsteile [2]. Er kann über andere elektrisch angeschlossene oder mechanisch verbundene Geräte zur Erde abgeführt werden; aber auch über eine Person. Da der Berührungsstrom mit Personen (Patienten, Bedienpersonal) in „Berührung" kommt, muss dieser zwingend vermieden und/oder klein gehalten werden. Der Berührungsstrom wird zwischen Erde und jedem Teil des Gehäuses gemessen, das nicht mit dem Schutzleiter verbunden ist. Als Besonderheit ist zu erwähnen, dass wenn das medizintechnische Gerät ein Gehäuse aus isoliertem Material besitzt, eine Metallfolie von maximal 20 cm x 10 cm in Berührung mit dem Gehäuse gebracht wird [2]. Gemessen wird der Berührungsstrom dann zwischen Erde und der Metallfolie. Der Berührungsstrom wird nach DIN EN 60601-1 gemessen.

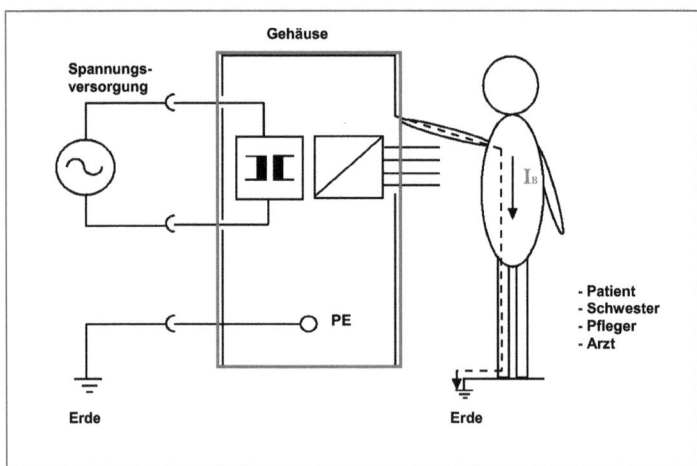

Bild 7
Darstellung des Berührungsstroms an einem medizintechnischen Gerät

BEGRIFFE UND ERKLÄRUNGEN

- **Patientenableitstrom**

  Der Patientenableitstrom ist der Strom, der von den Patientenanschlüssen (Anwendungsteilen) über den Patienten zu Erde fließt. Dadurch, dass bei der Anwendung von Patientenanschlüssen eine gewollte Verbindung zwischen elektrisch leitfähigen Leitungen und einem Patienten hergestellt wird, ist besondere Vorsicht geboten. Anwendungsteile können nicht nur am Patienten angebracht sein, sondern auch im Körperinneren des Patienten platziert werden. Die Grenzwerte des Patientenableitstroms sind daher besonders niedrig gehalten. Eine Besonderheit stellt die Anwendung von Herzkathetern dar. Beim Einsatz von Anwendungsteilen direkt am Herzen, sollte der Patientenableitstrom maximal 0,01 mA betragen [7]. Dieser besonders niedrige Wert soll das Auslösen von Herzkammerflimmern verhindern. Die Tatsache, dass ein Patient gewollt mit einem Anwendungsteil in Verbindung gebracht wird, erfordert auch besondere Anforderungen an die Grenzwerte bzw. die Grenzwertschwelle des Patientenableitstromes. Der Patientenableitstrom wird nach DIN EN 60601-1 gemessen. Der Patientenableitstrom wird nach DIN EN 62353 auch Ableitstrom vom Anwendungsteil genannt und gemessen.

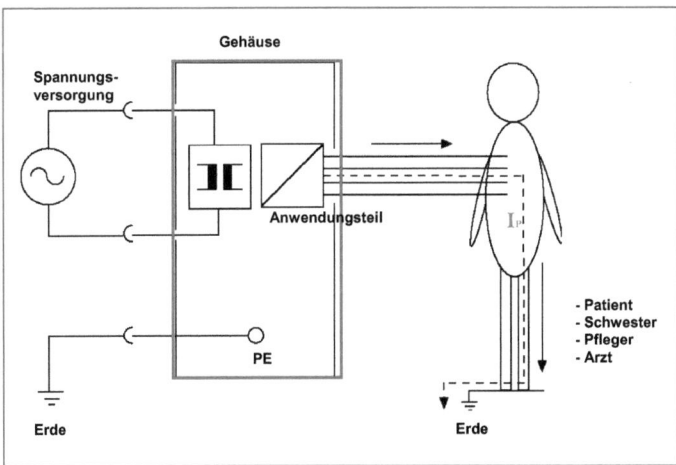

Bild 8
Darstellung des Patientenableitstroms an/in einem medizintechnischen Gerät

11

BEGRIFFE UND ERKLÄRUNGEN

• **Patientenhilfsstrom**

Der Patientenhilfsstrom ist der Strom, der bei bestimmungsgemäßen Gebrauch eines Anwendungsteils (Patientenleitungen) zwischen den einzelnen Leitungen des Anwendungsteils fließt. Er ist nicht zur Behandlung gedacht und darf keine physiologischen Auswirkungen auf den Patienten haben.

Der Patientenhilfsstrom wird zwischen den einzelnen Patientenleitungen und von jeder einzelnen Leitung zu den anderen kurzgeschlossenen Leitungen gemessen. Ein typisches Beispiel für eine Patientenhilfsstrommessung, ist die Messung des Stromes an der Patientenleitung eines EKG-Gerätes (siehe Bild A) Seite 7). Hier wird der Patientenhilfsstrom im Wesentlichen durch den Eingangsstrom des EKG-Verstärkers geprägt. Bei einem EEG-Gerät verhält es sich ähnlich.

Der Patientenhilfsstrom wird nach DIN EN 60601-1 gemessen.

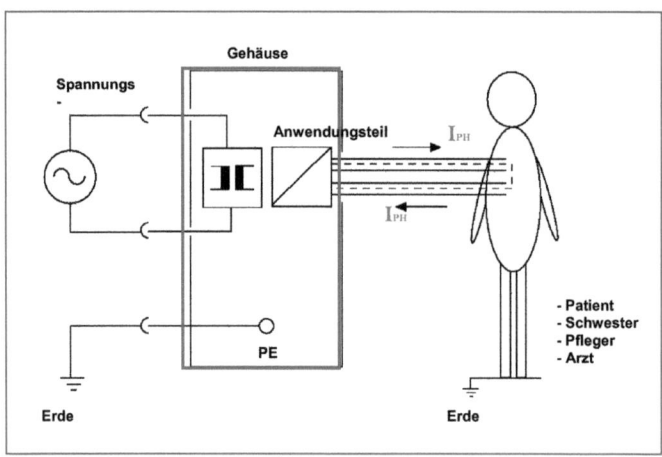

Bild 9
Darstellung des Patientenhilfsstroms an einem medizintechnischen Gerät

BEGRIFFE UND ERKLÄRUNGEN

- **Geräteableitstrom**

  Der Geräteableitstrom ist die Summe aller Ableitströme. Er setzt sich aus Ableitströmen vom Gehäuse, Ableitströmen vom Netzteil und Ableitströmen vom Anwendungsteil zusammen.

  Der Geräteableitstrom wird nach der DIN EN 62353 gemessen.

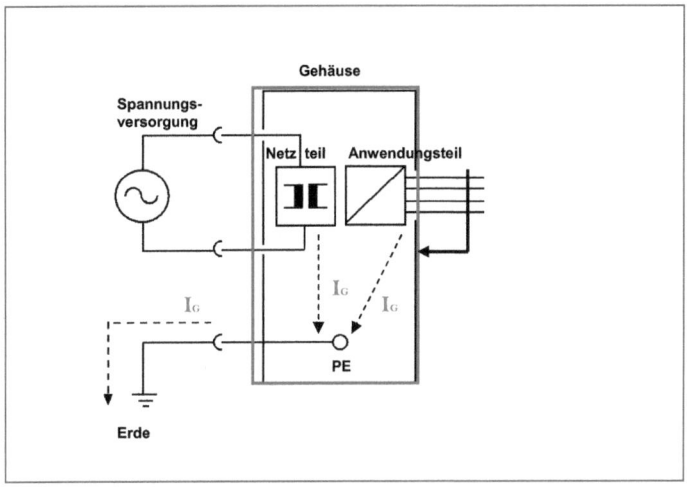

Bild 10
Darstellung des Geräteableitstroms an/in einem medizintechnischen Gerät

BEGRIFFE UND ERKLÄRUNGEN

- **Schutzleiterwiderstand**

Der Schutzleiterwiderstand wird an Geräten der Schutzklasse 1 gemessen. Es muss gewährleistet sein, dass der Schutzleiterwiderstand möglichst gegen null Ω geht, damit die primäre Schutzmaßnahme des Schutzleiters auch wirkt. Merke: Der Strom nimmt immer den Weg des geringsten Widerstandes. Der Schutzleiter soll also einen vorhandenen Fehler- und Ableitstrom von elektrisch leitfähigen und berührbaren Gehäuseteilen ableiten um einen Patienten, eine Schwester oder Arzt vor einem „Stromschlag" zu schützen. Bei der Messung des Schutzleiterwiderstandes, wird der Widerstand vom Netzstecker (Schutzleiterkontakt) bis hin zu allen elektrisch leitfähigen (Gehäuse)Teilen gemessen. Bei der Widerstandsmessung wird die Netzleitung bewegt. Lose Schutzleiterverbindungen und/oder Bruchstellen im Schutzleiterkabel können so über eine Veränderung des angezeigten Messwertes aufgedeckt werden. Auch Übergangswiderstände von Kaltgerätesteckern zu Kaltgerätebuchsen können durch das Bewegen des Steckers in der Buchse teilweise erkannt und beseitigt werden. Die Veränderung des Messwertes während der Messung kann aber auch ein Zeichen für Korrosion an den Übergangs- und Verbindungsstellen der Schutzleiteranschlüsse im Gerät sein. Diese können nur durch eine innere Sichtprüfung eindeutig festgestellt und lokalisiert werden. Bei ortsfesten (nicht ortsveränderlichen) Geräten, die fest am Stromnetz (ohne eine steckbare Netzverbindung) angeschlossen sind, kann der Schutzleiterwiderstand durch das Anklemmen einer Messleitung an das Betriebsmittel und der anderen Messleitung an eine ortsnahe Schutzleiterklemme einer Netzsteckdose ermittelt werden (Bild 12 Seite 15). Die Schutzleiterwiderstandswerte schwanken zwischen 0,1 Ω und 0,2 Ω (orstveränderliche Geräte) und 0,1 Ω und 0,3 Ω (ortsfeste Geräte) [3]. Eine Abweichung der Werte muss aber nicht zwingend einen geräteverursachten Fehlerfall darstellen. Oft weichen die Werte auch durch überlange Netzleitungen oder unzulässige Verlängerungsleitungen ab; denn je länger die Schutzleiterbahn, desto größer ist der Schutzleiterwiderstand. Die Messung des Schutzleiterwiderstands wird in der DIN EN 60601-1 und der DIN EN 62353 gefordert.

BEGRIFFE UND ERKLÄRUNGEN

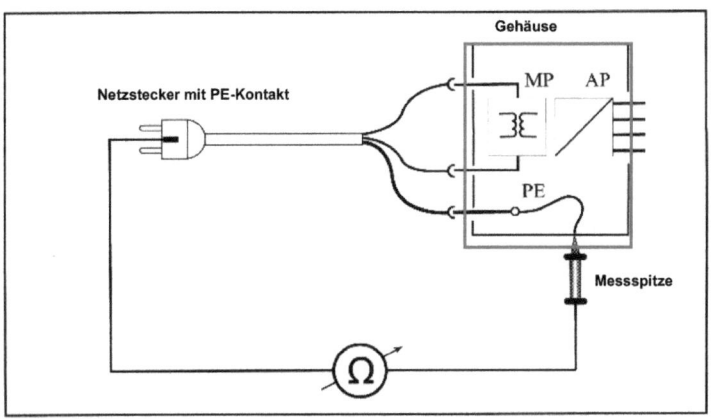

Bild 11
Darstellung der Messung des Schutzleiterwiderstands an einem ortsveränderlichen
medizintechnischen Gerät

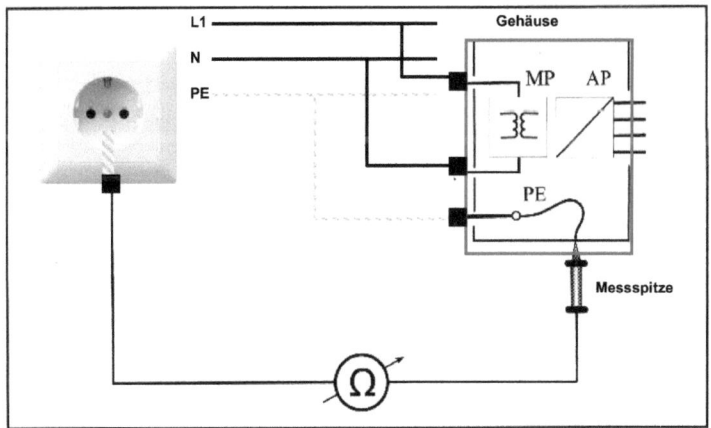

Bild 12
Darstellung der Messung des Schutzleiterwiderstands an einem ortsfesten, festinstallierten,
medizintechnischen Gerät

BEGRIFFE UND ERKLÄRUNGEN

- **Isolationswiderstand**

Stromdurchflossene Bauteile in (medizin)technischen Geräten sind gegeneinander isoliert. Kabel, Transformatoren, elektronische Bauteile und Leiterplatten erhalten eine Kunststoffisolierung, damit keine Kurzschlüsse entstehen und ein sicherer und funktionstüchtiger Betrieb des Gerätes gewährleistet ist. Die Isolierung lässt aber mit dem Betriebsalter jeden Gerätes nach. Weichmacher diffundieren aus dem Kunststoff heraus, kleine Haarrisse entstehen und Isolierungen brechen auf. Die Gefahr von Fehlerströmen steigt. Um diese Fehlerquellen bzw. Alterungserscheinungen der Isolierungen zu erfassen, wird unter anderem auch der Isolationswiderstand gemessen. Merke: Je höher der Isolationswiderstand, desto besser ist die Isolation, desto größer ist die Sicherheit für den Bediener und den Patienten. Die Messung kann an Geräten der Schutzklasse 1 und der Schutzklasse 2 durchgeführt werden. Eine Messung des Isolationswiderstandes an Geräten der Schutzklasse 3 (Schutzkleinspannung) kommt in der Praxis relativ selten vor. Bei den Geräten der Schutzklasse 1, werden die Leiter L und N kurzgeschlossen und der Isolationswiderstand mit einer Gleich-Prüfspannung von 500V gegen den PE bzw. gegen alle elektrisch leitfähigen Teile gemessen. Bei Geräten der Schutzklasse 2 werden die Leiter L und N kurzgeschlossen und der Isolationswiderstand mit einer Prüfspannung von 500V gegen alle berührbaren und elektrisch leitfähigen Teile (außer PE) gemessen [3]. Bei der Messung müssen alle Schalter am Gerät geschlossen sein, damit auch alle stromdurchflossenen Bahnen und Bauteile erfasst werden. Die Messung des Isolationswiderstandes dient zur Früherkennung von sich anbahnenden Isolationsfehlern. Sie sollte aber, aufgrund der relativ hohen Prüf-Gleichspannung von 500V, nur nach Durchsicht des Begleitmaterials eines medizintechnischen Gerätes (Angaben des Herstellers zur Messung) durchgeführt werden. Vorsicht ist bei Geräten zur Abnahme von bioelektrischen Patientensignalen und bei mikroprozessorgesteuerten Infusionspumpen geboten. Wenn bei diesen Geräten keine Isolationswiderstandsmessung durchgeführt werden darf, sollte mindestens die Messung des Berührungsstroms (siehe Seite 10) erfolgen.

BEGRIFFE UND ERKLÄRUNGEN

Die Messung des Isolationswiderstands wird in der DIN EN 62353 gefordert.

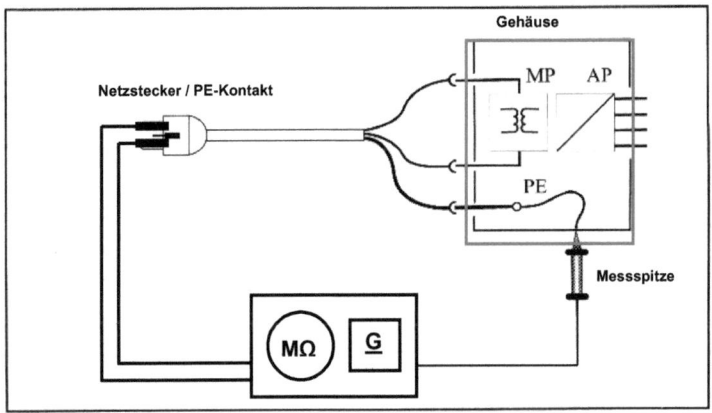

Bild 13
Darstellung der Messung des Isolationswiderstands an einem medizintechnischen Gerät
der Schutzklasse 1

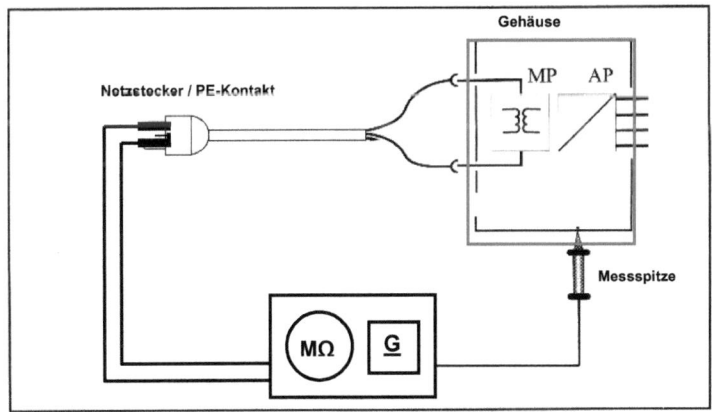

Bild 14
Darstellung der Messung des Isolationswiderstands an einem medizintechnischen Gerät
der Schutzklasse 2

SYMBOLVERZEICHNIS

Symbol	Erklärung
⏚	Schutzleiteranschluss von Geräten der Schutzklasse 1; Schutzerde (Erde)
☐	Schutzisolierung Geräte der Schutzklasse 2
～	Versorgungsnetz
G	Gleichstromgenerator
MΩ	Isolationswiderstands- Messeinrichtung
Ω	Widerstands- Messeinrichtung
⊏≣	Anwendungsteil
▮▮	Netzteil

ABKÜRZUNGSVERZEICHNIS

Abkürzung	Erklärung
MPG	Medizin-Produkte-Gesetz
MPBetreibV	Medizin-Produkte-Betreiberverordnung
bzw.	beziehungsweise
DIN	Deutsches Institut für Normung e.V.
EN	Europäische Norm
VDE	Verband der Elektrotechnik Elektronik Informationstechnik
PE	Schutzleiter (Protective Earth)
L1	Spannungsführender Leiter (Phase)
N	Neutralleiter
EKG	Elektrokardiogramm
EEG	Elektroenzephalogramm
usw.	und so weiter
HF	Hochfrequenz
I_A	Ableitstrom (Kürzel für diese Publikation)
I_E	Erdableitstrom (Kürzel für diese Publikation)
I_B	Berührungsstrom (Kürzel für diese Publikation)
I_P	Patientenableitstrom (Kürzel für diese Publikation)
I_{PH}	Patientenhilfsstrom (Kürzel für diese Publikation)
I_G	Geräteableitstrom (Kürzel für diese Publikation)
MP	Netzteil
AP	Anwendungsteil

BILDVERZEICHNIS

BILDVERZEICHNIS

LITERATURVERZEICHNIS

[1] Verordnung über das Errichten, Betreiben und Anwenden von Medizinprodukten (Medizinprodukte-Betreiberverordnung-MPBetreibV). In der Fassung vom 21. 08. 2002; Bundesgesetzblatt BGBl. 1 S. 3396, geändert durch Artikel 4 der Verordnung vom 29.07.2009 (BGBl.1. S. 2326)

[2] DIN EN 60601-1; VDE 0750-1: 2013-12
Medizinische elektrische Geräte - Teil 1: Allgemeine Festlegungen für die Sicherheit einschließlich der wesentlichen Leistungsmerkmale (IEC 60601 1:2005); Beuth Verlag GmbH, Berlin

[3] DIN EN 62353; VDE 0751-1: 2012-07
Medizinische elektrische Geräte - Wiederholungsprüfungen und Prüfung nach Instandsetzung von medizinischen elektrischen Geräten (IEC 62353: 2007); Beuth Verlag GmbH, Berlin

[4] DIN VDE 0701-0702; VDE 0701-0702: 2008-06
Prüfung nach Instandsetzung, Änderung elektrischer Geräte. Wieder-holungsprüfung elektrischer Geräte - Allgemeine Anforderungen für die elektrische Sicherheit; Beuth Verlag GmbH, Berlin

[5] DIN EN 61140; VDE 0140-1: 2014-08
Schutz gegen elektrischen Schlag - Gemeinsame Anforderungen für Anlagen und Betriebsmittel (IEC 64/1918/CD:2014); Beuth Verlag GmbH, Berlin

[6] DIN EN 50274; VDE 0660-514: 2009-11
Niederspannungs-Schaltgerätekombinationen - Schutz gegen elektrischen Schlag - Schutz gegen unabsichtliches direktes Berühren gefährlicher aktiver Teile; Beuth Verlag GmbH, Berlin